闲话介入医学丛书

主 审：陈星荣 丁 乙
总主编：朱晓黎

血管疾病
介入治疗

主编 金泳海 段鹏飞

U0395654

苏州大学出版社
Soochow University Press

图书在版编目(CIP)数据

血管疾病介入治疗 / 金泳海,段鹏飞主编. -- 苏州:
苏州大学出版社,2023.9
(闲话介入医学丛书 / 朱晓黎总主编)
ISBN 978-7-5672-4536-5

Ⅰ. ①血… Ⅱ. ①金… ②段… Ⅲ. ①血管疾病-介
入性治疗 Ⅳ. ①R543.05

中国国家版本馆 CIP 数据核字(2023)第 168760 号

书　　名:血管疾病介入治疗
　　　　　XUEGUAN JIBING JIERU ZHILIAO
主　　编:金泳海　段鹏飞
责任编辑:马德芳
助理编辑:赵文昭
策　　划:孙茂民
装帧设计:吴　钰
图画制作:和安天下(苏州)
出版发行:苏州大学出版社(Soochow University Press)
社　　址:苏州市十梓街 1 号　邮编:215006
印　　刷:苏州工业园区美柯乐制版印务有限责任公司
邮购热线:0512-67480030
销售热线:0512-67481020
开　　本:787 mm×1 360 mm　1/24　印张:6.5　字数:75 千
版　　次:2023 年 9 月第 1 版
印　　次:2023 年 9 月第 1 次印刷
书　　号:ISBN 978-7-5672-4536-5
定　　价:25.00 元

若有印装错误,本社负责调换
苏州大学出版社营销部　电话:0512-67481020
苏州大学出版社网址　http://www.sudapress.com
苏州大学出版社邮箱　sdcbs@suda.edu.cn

序 1

　　提起介入手术，相信很多人都不太清楚具体是指什么，手术是怎么做的，哪些疾病需要做介入手术。甚至不少其他专科的医生对其也是一知半解。介入医学最早出现于欧美，传入国内已有近半个世纪。介入手术如今已在全国二、三级医院广泛使用，成为现代医院中不可或缺的技术。

　　作为一名从事介入工作 40 余年的医生，我亲眼见证了我国介入医学从无到有、从有到强的不凡历程。当下介入医学发展方兴未艾，但介入医学知识普及工作却相对滞后。在这个信息爆炸的时代，向大众普及介入医学知识显得尤为迫切。这套介入医学丛书恰好给大家提供了全面认识、了解介入医学的机会，使大家能够深入了解介入医生的日常工作。

　　国内医学科普书籍很多，但有关介入医学的书籍少之又少。这套丛书全面介绍了介入医学的起源和在国内逐步发展的历程。难能可贵的是，作者将患者接受介入治疗的真实案例娓娓道来，生动形象。作者在讲故事的同时，又用简单通俗的语言把专业问题描述得面面俱到。介入医学治疗范围几乎涵盖人体各个部分，这套丛书分别从缺血性脑血管疾病介入、出血性脑血管疾病介入、胸腹部疾病介入、血管疾病介入、肿瘤介入等方面讲解了介入手术的治疗过程，能使读者更好地认识一种新的治疗方法。当然，治疗固然重要，术后护理也必不可少。丛书还专设一册详细介绍了介入治疗围手术期的护理细节，从患者的角度去讲解整个介入治疗过程中的护理知识。由此可知，这不仅仅是一套介入专业知识科普图书，也是一套介入术后康复指导手册。

　　本套丛书既有专业知识的介绍，又有真实病例的展示，图文并茂，深入浅出，通俗易懂。丛书的编委中既有介入科的资深专家，又有青年才俊，其中还有本人的老友和弟子，在编撰本套丛书的过程中，他们都倾注了大量的心血和热情。希望这套介入医学丛书，能让大众更好地了解介入医学，从而使介入治疗更好地惠及大众。

中国科学院院士

中国医学科学院学部委员

滕皋军

2023 年 7 月于南京

序2

日常生活中，常常有朋友问我："介入医学科是什么科室？主要治疗什么病？"作为一名从医30多年的医生，每每面对类似的问题，我只能耐心地用对方能够理解的话语介绍我们的科室究竟是干什么的，怎么治病救人，能治哪些病，等等。就普通百姓而言，到医院看病除了知道看内、外、妇、儿科外，知道自己不舒服又能准确地找到解决自己疾病的专科门诊的人，确实是少之又少。记得有一次在医院里遇到一位药剂科的主任，看他步履蹒跚地从泌尿科病房走出来，我便问他怎么回事，他说前几天做了肾囊肿的手术。我深感遗憾地对他说："你怎么不来我们介入科做个微创穿刺引流硬化治疗呢？只要在医院住一天，且比外科手术恢复得快多了。"他十分惊讶地说："这个你们介入科也能处理？为什么不宣传宣传呢？"可见，即便是医院同行，很多同事都不十分清楚我们介入科究竟能做什么样的手术。

如今，蓬勃发展的介入医学不仅能解决其他临床学科不能解决的许多疑难杂症，更重要的是，作为一门微创治疗学科，介入医学还能通过最小的创伤治疗众多的疾病，但这些专业性极强的医疗信息往往不能为众多病友所获悉。"酒香也怕巷子深"，即使已经有了第一位介入医学中国科学院院士——滕皋军院士，但我们仍然面临如何向更多的适合介入治疗的病友们普及介入医学知识及帮助他们进行专业治疗的问题。

因此，我们撰写这套"闲话介入医学丛书"，希望更多的普通百姓和医学界同行了解介入医学，了解"专业人干哪些专业事"，也为介入医学能更好地为中国的医疗健康事业高质量发展添砖加瓦。

2023 年 7 月于苏州

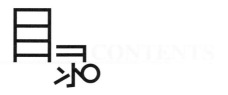

CONTENTS

三、主动脉夹层和内脏动脉夹层

四、急性动脉栓塞

八、下肢静脉曲张

一、概　述

什么是血管?

血管是人体运送血液的一系列管道,遍布人体全身。根据构造和功能的不同,血管分为动脉、静脉和毛细血管三种。在心脏这个"水泵"的驱动下,富含营养和氧的血液从心脏出发,先经动脉输送至全身各部分的毛细血管,为组织或器官的正常运行提供"能源";使用后的血液经毛细血管收集并汇入静脉系统,在心脏的驱动下,将来自全身各部分的静脉血液汇总,进入肺部进行氧合;再经由心脏搏动,将富含营养和氧的血液经由动脉系统送往全身各部分,形成一次完整、相对封闭的血液循环。血管为全身各部分运送营养和氧,并将代谢产生的"废弃物"送到肝脏进行解毒、经肾脏过滤并排出体外。

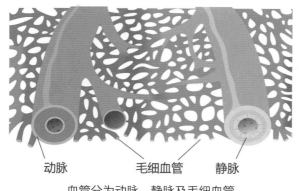

动脉　　　　毛细血管　　　静脉

血管分为动脉、静脉及毛细血管

2

什么是动脉？动脉有什么作用？

动脉是指将心脏泵出的血液运输到全身各部位的血管，它与静脉共同完成我们体内的血液循环。由于直接承载心脏泵出的高压血流，动脉比静脉的管壁更厚、弹性更足，且内部压力更大、血流速度更快。动脉的主要作用是通过输送动脉血液，为全身各部分输送营养物质及氧。根据管壁结构和管径大小，可将动脉分为大动脉、中动脉、小动脉及微动脉。

3

什么是外周动脉？哪些血管属于外周动脉？

外周动脉从广义上说是指除了心脑血管以外的动脉，主要包括内脏和肢体的动脉，如肝动脉、脾动脉、肾动脉、髂动脉、股动脉等。

脉搏为什么会跳动？测量血压时的上压和下压分别代表什么意思？

　　脉搏跳动和心脏跳动保持一致。心脏收缩时，将血液通过全身血管挤压输送到身体各处，较高的血液压力使血管壁有一定的弹性舒张；心脏舒张时，血管内压力降低，血管壁会有一定的弹性收缩；动脉的收缩和舒张产生脉搏跳动。血压的"上压"即收缩压，是指在心脏收缩期间，主动脉血压急剧升高，在收缩中期达到的最高值。血压的"下压"即舒张压，是指在心脏舒张期间，主动脉血压降低，在舒张末期达到的最低值。

外周动脉疾病有哪些？造成外周动脉疾病的原因有什么？

我们常说的外周动脉疾病包括动脉硬化闭塞症、血栓闭塞性脉管炎、雷诺病及一系列的外周动脉瘤。其中以动脉硬化闭塞症为代表的动脉疾病，由于动脉壁脂代谢紊乱、血管内膜的损伤、平滑肌细胞增殖以及血流冲击在动脉分叉部位造成的剪力等原因导致动脉内膜出现粥样硬化斑块，从而造成管腔狭窄，下肢动脉长期缺血，最终导致肢体皮温降低，进而出现跛行等症状。以腹主动脉瘤为代表的动脉瘤主要是由于动脉管壁弹性成分的变化而导致动脉的异常性扩张，而这些异常扩张的血管较正常血管弹性更差，加上长期受到快速而有力的动脉血流冲击，很容易破裂。腹主动脉瘤一旦破裂，死亡率极高！

什么是静脉?

静脉是将全身各部分使用后的血液收集并回流至心脏的血管，静脉常同相应的动脉伴行。与动脉相比，静脉数量更多、管径更粗、容血量更多，人体 65% ~ 70% 的血液贮存在静脉中（门静脉系统、肝和脾贮存的血液除外）。静脉壁比动脉壁薄而柔弱，弹性也小，我们在手臂和腿足上肉眼看到的隆起于皮肤表面的青蓝色血管就是静脉。

静脉疾病有哪些？

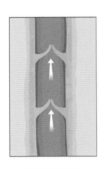 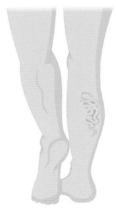

正常的静脉   曲张的静脉

正常的静脉和曲张的静脉

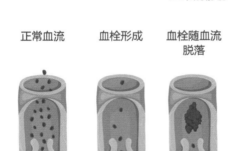

正常血流 血栓形成 血栓随血流脱落

深静脉血栓

静脉血的压力较低，所以静脉较少发生原发病变。静脉相关疾病往往是由各种原因导致静脉内压力增高、静脉内血液凝固或静脉发生炎症等所致，常见的静脉疾病主要有静脉曲张、静脉炎、深静脉血栓等。

二、主动脉瘤和内脏动脉瘤

主动脉瘤是肿瘤吗？

主动脉瘤不是肿瘤，它和肿瘤是完全不同的两种疾病。主动脉局部血管壁异常膨胀隆起，直径超过正常血管的50%，形似囊袋或瘤子，故而称作"主动脉瘤"。从结构上看，其更像是被吹大的气球。根据发病部位不同，主动脉瘤分为胸主动脉瘤和腹主动脉瘤。

2

主动脉瘤是
怎么形成的?

人体的主动脉是发端于心脏的最粗大的动脉主干,时刻承受着心脏射血带来的巨大冲击力,久而久之就可能发生疲劳性损伤,导致血管壁逐渐松弛,血管腔逐渐扩张,最终形成主动脉瘤。有些疾病如马方综合征、长期高血压、动脉粥样硬化等都是形成主动脉瘤的高风险因素。在欧洲北部地区,超声筛查显示,75 ~ 84 岁人群中腹主动脉瘤患病率男性高达12.5%、女性达5.2%,所以应当引起大家重视。

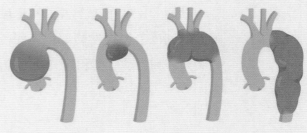

升主动脉瘤　　　　弓部主动脉瘤　　　　降主动脉瘤

胸主动脉瘤

为什么说主动脉瘤很可怕?

　　主动脉瘤一旦形成,瘤壁比正常血管壁更加薄弱,容易发生破裂。动脉瘤破裂时,大量动脉血液在破裂处瞬间涌出,使患者在短时间内发生急性失血,继而休克甚至死亡。因此,主动脉瘤破裂的病情十分凶险,致死率高。

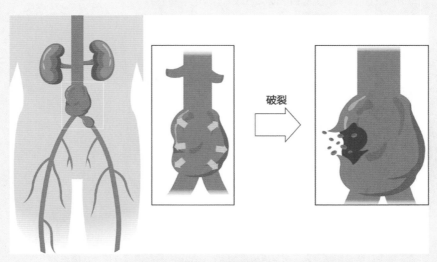

腹主动脉瘤(破裂)

主动脉瘤可以通过微创手术治疗吗？

主动脉瘤可以通过微创手术治疗，也就是医院介入科所采用的"覆膜支架腔内隔绝术"。方法是通过微创穿刺，把压缩状态的覆膜支架输送到动脉瘤部位，支架释放后，撑开的覆膜金属支架将薄弱的瘤壁与动脉血流隔绝，避免高压血流冲击瘤壁，从而预防动脉瘤破裂。而相比之下，传统的开放手术需要打开胸腹腔，对患者而言创伤大、风险高、恢复慢，已经不是首选治疗方式。

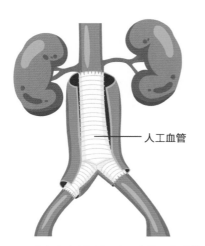

A 腹主动脉瘤切除，人工血管原位移植术

人工血管

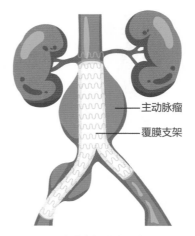

B 覆膜支架腔内隔绝术

主动脉瘤
覆膜支架

腹主动脉瘤的手术治疗

血管疾病介入治疗

我能感觉到身上有主动脉瘤吗？

不一定。主动脉瘤起病隐匿，往往没有任何感觉。部分腹主动脉瘤，如果瘤体较大而人又不是特别肥胖，可以在腹部摸到比较明显的搏动性包块。主动脉瘤的症状由瘤体压迫、牵拉周围组织而产生。在瘤体逐渐增大时可能会感到疼痛，少量出血时也可能产生疼痛感，而持续、剧烈并扩展到其他部位的疼痛往往意味着动脉瘤已经发生破裂。动脉瘤若压迫气管和支气管，可引起咳嗽或呼吸急促；若压迫食管，可引起吞咽困难或吞咽疼痛；若压迫上腔静脉，可引起面部、颈部和肩部静脉曲张，并可有水肿；若压迫一侧输尿管，可致肾盂积水、肾盂肾炎及肾功能减退。

6 所有主动脉瘤都要手术治疗吗？

不是所有主动脉瘤都要手术治疗。一般情况下，对于体检发现的没有症状的主动脉瘤，如果瘤体直径男性大于5 cm、女性大于4.5 cm，或每年增大超过1 cm，才考虑进行手术治疗。而对于已经出现疼痛症状或瘤壁存在血栓的患者，也需要积极评估是否进行手术治疗。

7 内脏动脉也会发生动脉瘤吗? 哪些内脏动脉容易发生动脉瘤?

内脏动脉是指腹主动脉所发出的供应各内脏的动脉。理论上讲，人体任何部位的动脉都可能发生动脉瘤，因此内脏动脉也会发生动脉瘤。内脏动脉瘤破裂也十分凶险，出血速度快、死亡率较高。内脏动脉瘤相对少见，包括脾动脉瘤、肝动脉瘤、肠系膜动脉瘤、腹腔干动脉瘤、肾动脉瘤等，其中脾动脉瘤最为常见。其病因尚不清楚，可能与动脉粥样硬化、感染、创伤等因素有关。

二、主动脉瘤和内脏动脉瘤

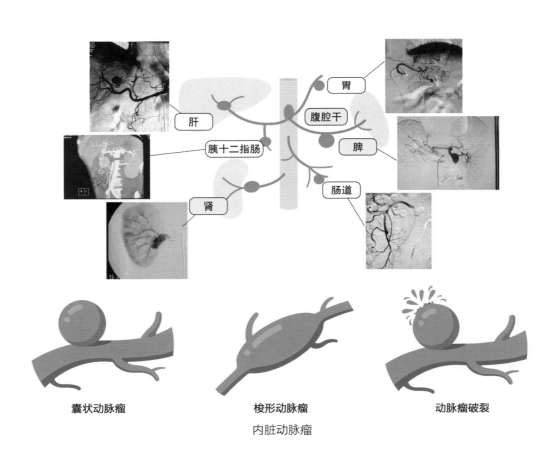

肝

胃

腹腔干

脾

胰十二指肠

肠道

肾

囊状动脉瘤

梭形动脉瘤

内脏动脉瘤

动脉瘤破裂

血管疾病介入治疗

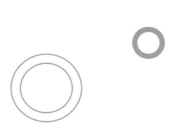

我能感觉到身上有内脏动脉瘤吗?

同主动脉瘤一样,内脏动脉瘤的临床症状较为隐匿,多在其他疾病检查过程中偶然发现。如果动脉瘤短时间内迅速增大,或已经发生破裂,则可能出现相应部位的腹痛症状。

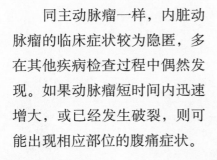

所有内脏动脉瘤都要手术治疗吗？
什么样的内脏动脉瘤更危险？

不是所有的内脏动脉瘤都需要手术治疗。破裂风险大的动脉瘤更危险，需要积极手术治疗，手术方式首选介入栓塞治疗。内脏动脉瘤的破裂风险主要从瘤体大小、增长速度以及所属血管去考量，一般来说，直径大于 3 cm 的脾动脉瘤和肾动脉瘤、直径大于 2 cm 的腹腔干动脉瘤、肝动脉瘤、空肠／回肠／结肠动脉瘤、任何大小的肠系膜上动脉瘤、胃和胃网膜动脉瘤、胰十二指肠动脉瘤和胃十二指肠动脉瘤都有较高的自发破裂风险，具有手术指征。另外，保守治疗的内脏动脉瘤每年增大超过 0.5 cm 也有手术治疗的必要。

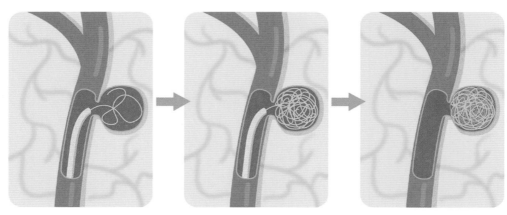

治疗内脏动脉瘤的弹簧圈栓塞术

如何预防动脉瘤发生？

对于尚未发生动脉瘤的人群，要保持身心愉悦放松，日常监测和控制血压、血脂和血糖，避免感染和外伤。对于已经发现但尚未达到手术程度的动脉瘤患者，更需要遵循上述要求，同时定期进行二维超声检查（B超）或电子计算机断层扫描（CT）检查，监测瘤体有无明显增大，如果相应部位突发疼痛不适，应警惕瘤体破裂可能，并及时就医。对于已经做过介入手术的动脉瘤患者，也应该按照医生要求，定期服药及复查。只要遵循以上要求就可以大大降低动脉瘤发生或复发的风险。

二、主动脉瘤和内脏动脉瘤

三、主动脉夹层和内脏动脉夹层

主动脉夹层是什么意思？

1

　　所谓夹层，字面意思就是"处于另外两层之间的层"。主动脉壁分为三层（内膜、中膜、外膜），三层结构紧密相连形成一个整体。主动脉夹层是指因主动脉内膜撕裂，动脉内的高压血流从内膜撕裂口进入中膜与内膜之间，使内膜分离并扩展，大片内膜剥离后形成主动脉的真假两腔状态，两腔内均充满血液。由于撕裂形成的假腔位于主动脉壁内膜和中膜之间，因而称其为主动脉夹层。

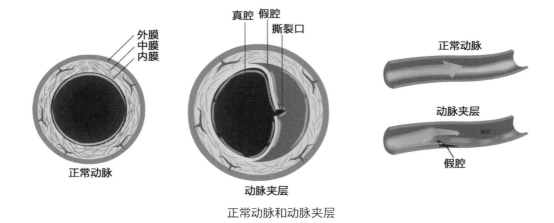

正常动脉和动脉夹层

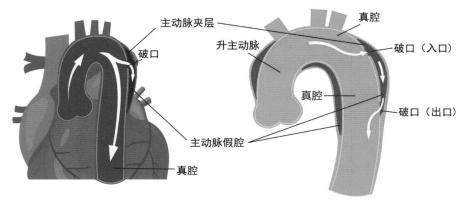

主动脉夹层

主动脉夹层　破口　升主动脉　真腔　破口（入口）　真腔　破口（出口）　主动脉假腔　真腔

主动脉夹层虽然少见（年发病率十万分之一至二十万分之一），但是非常凶险，急性期死亡率高达 65% ～ 70%，死因包括心脏压塞、心律失常、分支动脉栓塞、动脉破裂大出血等，故早期诊断和治疗非常必要。主动脉夹层高发年龄是 60 ～ 70 岁，男性多于女性（比例约 2 ∶ 1）。急性发病时，大多数患者会突发胸背部剧烈难忍的疼痛，有刀割或撕裂感；少数人起病缓慢、疼痛不明显。

为什么说主动脉夹层很可怕?

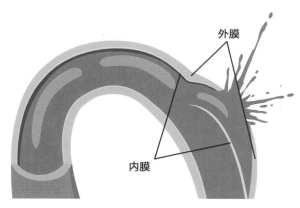

外膜

内膜

主动脉夹层破裂

胸痛一定是因为主动脉夹层吗?

胸痛症状潜伏着致命危险，所以需要临床高度重视。主动脉夹层急性发病时往往伴随剧烈胸痛，但并不是所有的胸痛都是主动脉夹层引起的。突发胸痛时首先需要警惕的急症包括心肌梗死、主动脉夹层以及肺栓塞，这三类疾病引起的胸痛是致命性的，一起称作"胸痛三联"。其他疾病也可以引起胸痛，比如肺炎、胸膜炎、气胸、肋间神经痛、胃食管反流、恶性肿瘤等。

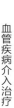

什么情况会引起
主动脉夹层？

　　主动脉夹层的基本病因是主动脉的弹性变差，加上高压的血流冲刷损伤血管壁，使动脉内膜出现破口，血液从破口冲进血管壁，最终形成夹层。

　　凡是能引起主动脉血管壁损伤的因素都可以成为夹层的诱因。常见的诱因有：高血压（最重要的引起夹层的危险因素）、高龄、动脉粥样硬化（斑块可引起内膜破裂）、长期吸烟、糖尿病、遗传性血管病变（比如马方综合征、二叶式主动脉瓣畸形、主动脉缩窄等）、主动脉炎性病变（比如巨细胞动脉炎、多发性大动脉炎、贝赫切特综合征等）、主动脉局部感染或外伤、妊娠、特发性主动脉中膜退行性变化等。

主动脉夹层该如何治疗？

　　主动脉夹层十分凶险，疑似或确诊为该病的患者，应立即住院进入重症监护室（ICU）治疗。治疗方式分为非手术治疗和手术治疗。非手术治疗包括镇痛、控制血压、降低心率等，以缓解夹层撕裂带来的影响。手术治疗包括外科手术和血管腔内微创手术。外科手术对患者而言创伤大、风险高、恢复慢。微创手术主要是指经血管腔内植入覆膜支架行主动脉夹层腔内修复术，这种方法对患者而言创伤小、风险低、恢复快、疗效确切，成为一部分主动脉夹层患者的首选治疗方式。

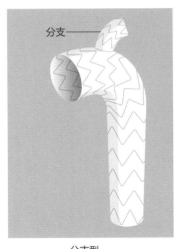
分支

分支型

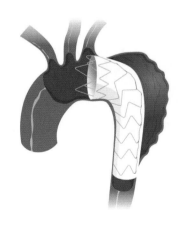
直管型

主动脉夹层覆膜支架系统模型

主动脉夹层是不是都可以通过微创手术治疗？

不是所有主动脉夹层都适合做微创手术。根据破口位置和撕裂范围，主动脉夹层有不同的分型，包括德贝基分型（DeBakey 分型）和斯坦福分型（Stanford 分型）。以 Stanford 分型为例，它分为 A 型和 B 型，夹层病变累及升主动脉的即为 A 型，而累及左锁骨下动脉以远的降主动脉及其远端的为 B 型。A 型主动脉夹层更加凶险。

对于 Stanford A 型主动脉夹层，由于病变位置特殊，往往影响到发

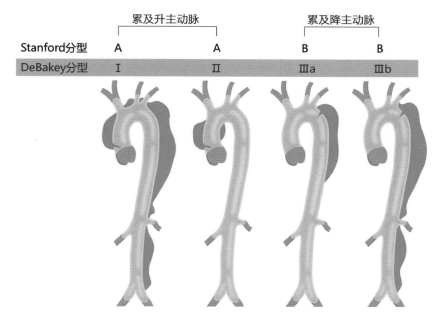

主动脉夹层的 Stanford 分型和 DeBakey 分型

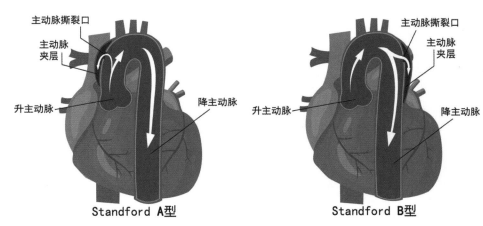

主动脉撕裂口
主动脉夹层
升主动脉
降主动脉

Standford A型

主动脉撕裂口
主动脉夹层
升主动脉
降主动脉

Standford B型

主动脉夹层的 Standford 分型

血管疾病介入治疗

往头颈部的重要分支血管，甚至直接损伤心脏，单根覆膜支架封堵往往无法达成治疗目标，因此常采用开胸的人工血管置换手术或开胸联合覆膜支架的复合手术。

　　Standford B 型主动脉夹层则首选微创治疗，也就是医院介入科所采用的"覆膜支架腔内修复术"。方法与主动脉瘤微创治疗类似，通过微创穿刺的方法，把压缩状态的覆膜支架输送到动脉夹层破口部位，支架释放后，撑开的覆膜金属支架将破口封堵，并将分离的内膜贴附回原来的血管壁，从而避免高压血流冲击薄弱的病变血管壁，预防动脉破裂。相比之下，传统的开放手术治疗 Standford B 型主动脉夹层需要打开胸腹腔，对患者而言创伤大、风险高、恢复慢。

"小"动脉夹层同样有危险。常见的"小"动脉夹层包括肠系膜上动脉夹层、颈动脉夹层、椎动脉夹层、腹腔干夹层等。因为夹层发生后，撕裂的内膜片会挤压、堵塞血管腔，引起动脉闭塞，从而阻断血流，导致远端脏器急性缺血，严重时可引起脏器功能受损甚至死亡。比如肠系膜上动脉夹层可引起急性肠缺血坏死、腹膜炎、感染性休克甚至死亡；颈动脉或椎动脉夹层可引起急性脑梗死甚至死亡。发生"小"动脉夹层的基本病因与主动脉夹层类似，也是动脉的弹性变差，加上高压的血流冲刷损伤血管壁所致。

"小"动脉发生夹层，危险会小一些吗？

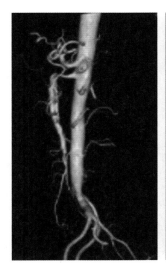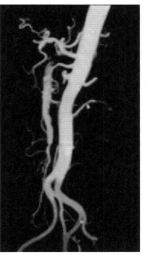

肠系膜上动脉夹层

三、主动脉夹层和内脏动脉夹层

什么情况会引起肠系膜上动脉夹层？

除了与主动脉夹层类似的基本病因和诱因之外，由于肠系膜上动脉从主动脉发出后存在一处转折，该处血管壁容易受血流直接冲刷损伤，从而导致夹层的产生，因此高血压、高脂血症、长期吸烟者，此处血管壁相对容易发生夹层。此外，腹部外伤也可引起肠系膜上动脉夹层。

如何预防动脉夹层的发生？

对于尚未发生动脉夹层的人群，要保持身心愉悦放松，做好日常监测，控制血压、血脂和血糖，避免感染和外伤；对于高度疑似或已经确诊的动脉夹层患者，要立即就医。

四、急性动脉栓塞

下肢突然发麻、疼痛、不能动弹，是中风了吗？

患者突然出现下肢发麻、疼痛、发凉、活动不利，肢体表现为5P症状（疼痛、感觉异常、麻痹、无脉和苍白），往往第一反应：是不是中风或脑梗死了？然后直接去神经内科就诊。一番检查下来，没有发现明显中枢神经系统问题，然而患者下肢麻木、疼痛、发凉症状加重，甚至出现发绀、破溃。这说明患者已经出现严重下肢缺血，如果同时有心房颤动、风湿性心脏病史、心脏瓣膜疾病，就要警惕急性下肢动脉栓塞的可能。

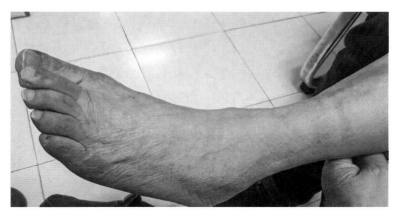

急性下肢动脉栓塞引起足趾缺血、青紫

肚子疼也有可能是肠坏死的前兆?

肚子疼一般会被认为是普外科的急腹症，如肝胆胰脾疾病、急性胃肠炎，或者泌尿系统疾病，在女性患者中还可能被认为是子宫附件疾病。如果患者出现自觉疼痛症状很明显，但是腹部按压无明显疼痛，即症状与体征不相符，辅助检查后排除其他脏器病变，表现为肠管蠕动差、肠胀气、肠管壁水肿等肠道缺血表现，结合患者恶心、呕吐、腹泻甚至便血等情况，需要考虑急性肠系膜上动脉栓塞缺血，甚至肠坏死的可能。

腰痛最常想到的可能是尿道结石。然而，有些患者在腰痛急性发病期过后，后期做检查偶然发现肾脏萎缩甚至消失了。其实这是发生了急性肾动脉栓塞，导致肾脏缺血，远期出现了肾萎缩。部分患者可能会出现肾功能不全、难治性高血压。因此，一旦突发腰痛，在排除尿道结石后，需要做腹腔动脉计算机体层血管成像（CTA）检查，明确有无肾动脉栓塞。

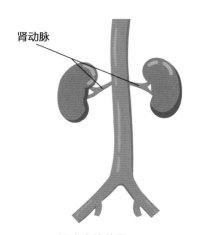

肾动脉

肾动脉的位置

腰痛好了却丢了一个肾？

4

哪些人需要当心动脉栓塞？

虽然动脉栓塞是急性病，但患者往往存在基础疾病，最常见的为心房颤动，且未至正规心内科就诊，未通过抗凝治疗预防血栓。其他的动脉栓塞引发原因还有心脏瓣膜疾病（如风湿性心脏病、瓣膜置换术后）、胸腹主动脉溃疡、胸腹主动脉瘤附壁血栓脱落等。因此，患有以上疾病的人需要当心动脉栓塞。

动脉栓塞可以等等看吗？先吃点药可以吗？

动脉栓塞为急性病，脏器或肢体缺血后会出现功能障碍、坏死、感染、出血、毒素吸收等后续病情发展，甚至危及生命，须尽早就诊，尽早开通栓塞血管。一般缺血6小时内诊治效果较好，心肌梗死、脑梗死对就诊及时性要求更高。口服抗凝药物是开通血管后的辅助治疗，单纯口服药物治疗往往效果较差，建议患者不要拖延病情。

6

堵塞的血管如何开通?

堵塞血管的开通方法有外科手术取栓、介入微创导管吸栓、药物溶栓等，总体要求微创、快速开通血管以恢复血运。

7

如何预防动脉栓塞再次发生?

对于已发生动脉栓塞的患者，治疗后预防复发也极其重要。一般预防为控制基础疾病如心房颤动、高血压、糖尿病、高脂血症等以保护血管，建议清淡饮食、戒烟，并正规口服抗凝药物。

五、下肢动脉硬化闭塞症

1 动脉为什么会硬化?

随年龄的增长，血管老化，合并糖尿病、高血压、高脂血症等基础疾病，加上长期吸烟等损害血管的不良生活习惯，会造成血管脂质沉积、钙化，进而引起血管壁硬化，弹性下降。

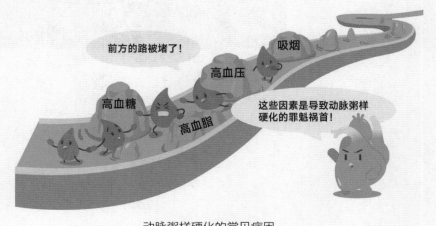

动脉粥样硬化的常见病因

动脉硬化为什么会导致动脉闭塞呢?

动脉硬化后血管内膜增生、钙化、脂质沉积增多、斑块破裂、血凝块形成,造成血管腔狭窄,甚至闭塞。

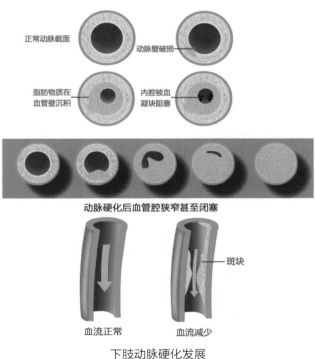

正常动脉截面　　　动脉壁破损

脂肪物质在血管壁沉积　　　内腔被血凝块阻塞

动脉硬化后血管腔狭窄甚至闭塞

斑块

血流正常　　　血流减少

下肢动脉硬化发展

下肢动脉硬化闭塞症有哪些表现？

早期缺血不严重时，患者可能表现为下肢发凉麻木。随着血管狭窄加重，缺血逐渐加重，患者可能出现间歇性跛行：行走一段路后出现下肢胀痛不适，停下休息后缓解，再次行走又出现以上症状。病情继续进展，患者可能出现休息状态下下肢也疼痛的情况（静息痛），甚至发绀、溃疡、坏疽。

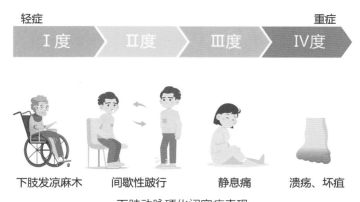

下肢动脉硬化闭塞症表现

4

"老寒腿"是下肢动脉硬化闭塞症吗？要做什么检查才能确诊呢？

"老寒腿"一般是中医说法，在临床中特别常见，指每逢天气变化就会出现膝关节的疼痛、小腿和脚踝部的发凉等症状，考虑为骨关节疾病。下肢血管检查可排除血管病变，骨关节检查可能会发现相应的病变表现。

下肢动脉硬化闭塞症可以不通过手术治疗吗？

下肢动脉病变早期，血管尚未完全闭塞，患者症状不严重，仅表现为下肢麻木、发凉，可予以药物治疗（如用抗血小板药物、降血脂药物、扩血管药物治疗），控制糖尿病、高血压、高脂血症等基础疾病，改善生活习惯，适度运动。若病情进展，患者出现典型间歇性跛行，甚至静息痛，建议住院治疗，必要时需要进行介入手术以开通血管恢复血运，避免出现下肢缺血加重、溃疡坏疽以及截肢致残等情况。

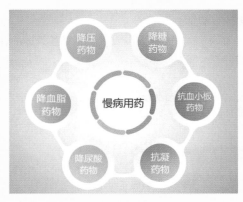

慢病用药

下肢动脉硬化闭塞症的手术治疗方式有哪些？

下肢动脉硬化闭塞症治疗可分为外科手术和腔内介入治疗两大类。外科手术可行闭塞血管切开，剥除血管腔内增生内膜及斑块，以恢复管腔通畅；或行自体大隐静脉、人工血管搭桥转流。但外科手术造成的创伤大、恢复慢，老年患者全身情况差，手术耐受差。腔内介入微创手术对患者而言全身影响小、恢复快，主要方法包括闭塞段血管球囊扩张、支架植入、取栓等，可尽快开通闭塞血管恢复血运，且介入手术可重复治疗。

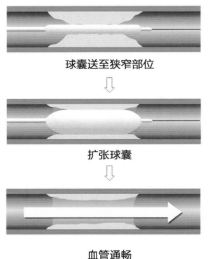

球囊送至狭窄部位

⇩

扩张球囊

⇩

血管通畅

动脉球囊扩张术

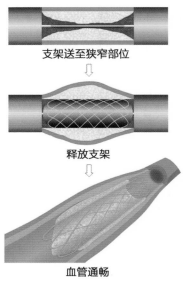

支架送至狭窄部位

⇩

释放支架

⇩

血管通畅

动脉支架植入

血管疾病介入治疗

下肢动脉硬化闭塞症手术治疗是不是一定要放支架?

介入治疗根据血管病变的长度、部位、狭窄闭塞程度,可先行球囊扩张,扩张后撤出球囊,复查造影若管腔开通维持良好,则不行支架置入。

下肢动脉硬化闭塞症手术治疗后还要吃药吗?

下肢动脉硬化闭塞症是全身慢性系统性疾病。手术治疗后，血管由于老化增生，有再次狭窄闭塞可能，所以术后用药保护血管通畅尤为重要。一般会用抗血小板药物、降血脂药物、抗凝药物、扩血管药物等，同时需积极用药物控制糖尿病、高血压等基础疾病。

动脉硬化的高危因素包括：老年，男性，高盐、高脂饮食，有糖尿病、高血压、高脂血症基础疾病，吸烟等。

动脉硬化闭塞症患者如果有吸烟史，需严格戒烟，因为吸烟可以加速动脉粥样硬化的发生和发展，引起动脉狭窄甚至闭塞。烟草中含有尼古丁，它作用于人体的多巴胺受体，使人产生欣快感，导致吸烟者成瘾。烟草中还含有一氧化碳和焦油，会对血管内皮细胞造成破坏。脂质沉积在被破坏的内皮细胞上，就会引起动脉粥样硬化。吸烟的时间越长、每日吸烟量越多，引起动脉粥样硬化的程度就越深、范围就越大。

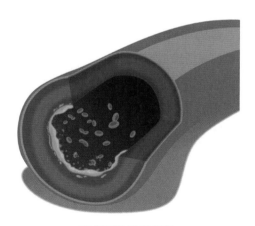

吸烟导致动脉硬化

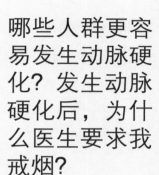

哪些人群更容易发生动脉硬化？发生动脉硬化后，为什么医生要求我戒烟？

五、下肢动脉硬化闭塞症

喝红酒可以软化血管吗?

常规饮用红酒,并不能达到软化血管的目的。而且目前的研究发现,尚没有一种治疗的方法可以达到软化血管的目的。红酒中确实有一种物质叫单宁,可以降低血脂,但前提是每天要摄入一定量才能有效。而每天摄入大量红酒,会对人体的消化系统产生严重的损害,其中的酒精也会损害血管壁,反而得不偿失。

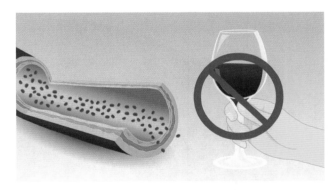

喝红酒不能软化血管

六、血管炎

血管也会
发炎吗?

　　血管也会发炎，常见的血管炎性病变为血栓闭塞性脉管炎和大动脉炎。血管炎主要表现为血管壁纤维化，炎症细胞浸润，血管壁的狭窄导致局部扩张而形成缺血性的改变，也可以形成动脉瘤。该病一般属于自身免疫性疾病，一定要积极检查和治疗，一般可以使用免疫抑制剂和糖皮质激素治疗。

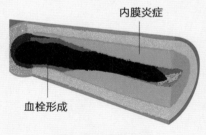

内膜炎症

血栓形成

血栓闭塞性脉管炎

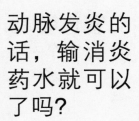

动脉发炎的话，输消炎药水就可以了吗？

动脉炎属于风湿免疫类的自身免疫性疾病，并非细菌感染所致，因此输消炎药水达不到治疗目的。

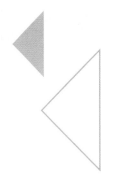

血管炎和动脉硬化闭塞症是一回事吗？

血管炎和动脉硬化闭塞症的发病机制不同，病变部位、性质、治疗方法均有区别，是两种不同疾病在血管中的表现。

血管炎也可以用微创手术治疗吗?

血管炎在风湿免疫科行免疫抑制剂和糖皮质激素治疗控制活动期以后，经内科抗凝、抗血小板、活血、扩血管治疗仍有动脉闭塞、下肢缺血表现时，可考虑介入微创手术。球囊扩张或支架植入可以开通血管恢复血运，避免肢体缺血坏死、截肢。

七、深静脉血栓

什么是深静脉
血栓?

人体的静脉系统是引导血液回流心脏的通路，分为深静脉和浅静脉。在某些病理因素影响下，静脉内的血液可发生异常凝结，如果发生在深静脉系统，即所谓的"深静脉血栓（DVT）"。

深静脉血栓有
哪些危害?

深静脉血栓形成后会引起静脉血液回流障碍，比如发生于四肢的深静脉血栓，会出现上下肢肿胀。此外，由于急性期的深静脉血栓并不稳定，可能会出现血栓碎裂脱落，栓子流动到肺动脉，堵塞肺动脉的情况，临床上称为"肺栓塞（PE）"。轻度的肺栓塞可能没有明显症状，严重的肺栓塞会出现胸闷、胸痛、咯血等症状，甚至危及生命。

七、深静脉血栓

什么是肺栓塞?

　　肺栓塞是指栓子堵塞肺动脉的主干或分支导致的疾病,这里的栓子包括血栓、脂肪、羊水、空气、肿瘤、异物等。其中静脉血栓栓塞是最常见的类型,特别是来源于下肢深静脉的血栓,是引起症状性肺栓塞的主要原因。

肺栓塞会致死吗?

　　栓子堵塞肺动脉后会导致肺循环障碍,肺部的换气功能就会受到影响。肺栓塞症状的严重程度与肺动脉栓塞的面积密切相关,大面积的肺栓塞会有猝死的风险。此外,肺循环障碍继发的右心功能障碍也是其中一个原因,当出现右心功能衰竭时,死亡的风险也会增加。据研究显示,22% ~ 29% 的深静脉血栓患者可并发致命性的肺栓塞。

什么是
易栓症？

　　"易栓症"顾名思义是一种容易形成血栓的疾病，是一类具有易栓倾向疾病的统称。这一类疾病主要由抗凝因子缺陷、凝血因子缺陷、纤溶因子缺陷或者代谢障碍等原因引起。常见的筛查指标包括：蛋白 C、蛋白 S、抗凝血酶Ⅲ、抗心磷脂抗体、抗 β2-GPⅠ抗体、狼疮抗凝物等。具有易栓症的患者更容易发生静脉血栓栓塞，在平时需要合理饮食，适当运动，改善血液循环，积极预防静脉血栓的发生。

6 肺栓塞都要进行介入治疗吗？

　　肺栓塞的基础治疗是抗凝治疗，是否需要行介入治疗要根据肺栓塞的严重程度来评估。根据患者基础情况、血流动力学及心功能指标，对肺栓塞进行危险分层，可以分为高危组、中危组（又分为中高危组和中低危组）、低危组。对于低危组和中低危组患者，单纯进行药物抗凝治疗就足够了。对于高危组或者部分中高危组患者，排除禁忌后可以采取介入溶栓或者血栓清除治疗。

什么是无症状性肺栓塞？

对于肺动脉栓塞面积较小的患者，肺栓塞引起的临床症状可能非常轻微，甚至感觉不到明显不适，只是在影像学检查中偶然发现。这种没有明显临床症状的肺栓塞，称为无症状性肺栓塞。但是肺栓塞的病情随时有加重可能，不能轻视，确诊肺栓塞后仍然需要进一步检查评估病情，及时采取必要的治疗措施。

什么是下腔静脉滤器？

下腔静脉滤器是一种置于下腔静脉内的医用器械，可以阻拦来源于下肢深静脉的血栓，降低致命性肺栓塞的风险。滤器的形态很多，常见的包括梭形、伞形等，可以压缩在滤器输送装置内，经股静脉或颈静脉途径置入下腔静脉。当治疗结束后，可以经微创途径取出滤器。

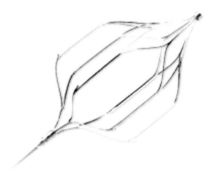

梭形下腔静脉滤器

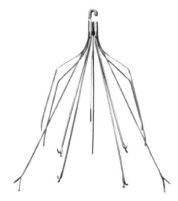

伞形下腔静脉滤器

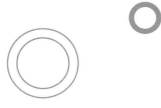

哪些情况下需要放置下腔静脉滤器？

滤器置入虽然可以降低肺栓塞的风险，但是需要严格掌握适应证。当下肢深静脉血栓患者可以采取抗凝治疗时，一般不需要行滤器置入。当下肢深静脉血栓患者不能采取抗凝治疗时（例如存在出血等抗凝禁忌），或者下肢深静脉血栓患者接受手术治疗前，需要行滤器置入。滤器置入后可能存在滤器倾斜、继发血栓形成、滤器无法取出等情况，因此在血栓治疗结束后应尽可能取出滤器。

哪些情况下可以永久放置下腔静脉滤器？

滤器超过取出时间窗可能永久无法取出，长期置入会增加下腔静脉内血栓形成、下腔静脉栓塞的风险。但是对于有些患者是可以永久放置滤器的，例如对于高龄、恶性肿瘤晚期这一类预期生存期较短的患者，还有易栓症、反复血栓形成、肺栓塞风险极高的患者。

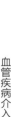

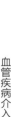血管疾病介入治疗

11

放置下腔静脉滤器后可以做磁共振吗？

　　磁共振机器具有强大的磁场，患者身上的铁磁性物体会被吸引而发生移动，可能对人体造成意外伤害，同时还可能损坏磁共振机器。所以按照规定，铁磁性的物质是不可以带入磁共振检查室的。但是下腔静脉滤器和其他血管内支架一样，通常都是由镍钛合金制作的，这种材料没有磁性，患者可以做磁共振检查。但是滤器会对成像造成一定干扰，产生伪影，对局部图像的质量产生一定影响。

12

哪些情况下容易导致深静脉血栓形成？

根据"菲尔绍三要素（Virchow's triad）"理论，导致血栓形成的因素包括血流瘀滞、血管内皮损伤、血液高凝状态这三个方面。所以，长期卧床、外伤、手术、妊娠、合并肿瘤等情况容易导致血栓的发生。

下肢深静脉血栓有哪些表现？

下肢深静脉血栓最典型的临床表现为一侧肢体的突然肿胀，伴有明显胀痛感和一定程度的活动受限。查体可以发现患侧下肢明显肿胀，颜色暗红，腿围较健侧增粗，皮肤张力升高。按压静脉血栓部位有疼痛感，足向背侧弯曲时可引起小腿深部疼痛（Homans 征阳性）。由于深静脉回流受阻，还会出现浅静脉压力升高，继发毛细血管显露、浅静脉曲张等表现。

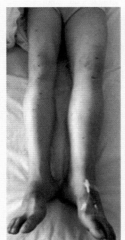

左下肢深静脉血栓
（左侧下肢肿胀）

14 上肢深静脉血栓有哪些表现？

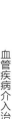

　　与下肢深静脉血栓形成类似，患者上肢发生深静脉血栓也会出现相应的静脉血液回流受阻的表现，主要症状包括上肢肿胀、疼痛、皮肤青紫和浅静脉曲张。上肢肿胀是患者最早出现的症状，疼痛可与肿胀同时出现，或者仅表现为酸胀，活动上肢时加剧，有时可扪及条索状、有触痛的血栓静脉。少数患者会因为血栓脱落出现肺栓塞相关的临床症状。

15 诊断深静脉血栓的方法有哪些?

诊断深静脉血栓的方法主要有实验室检查和影像学检查。实验室检查也就是我们平时常说的抽血化验,其中有一项指标叫作"D-二聚体",它是血栓溶解后的产物,正常值应该小于 0.5 mg/L,当 D-二聚体结果高于 0.5 mg/L 时,提示可能有血栓形成。影像学检查首选超声检查,血管超声检查能够清楚地显示血栓及血流情况,操作方便,费用便宜,而且没有辐射。静脉造影也是非常重要的检查手段,能够整体评估血栓大小、范围以及侧支循环情况。除此以外,电子计算机断层扫描(CT)、磁共振(MR)检查也可以辅助诊断血栓,并能够帮助分析血栓形成的原因。

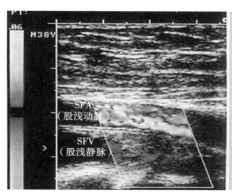
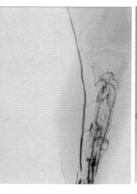
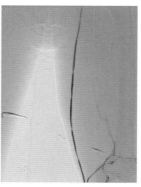

深静脉血栓在超声和静脉造影中的表现

D-二聚体升高一定是深静脉血栓形成吗？

人体有促进血栓形成的凝血系统和促进血栓溶解的纤溶系统，这两个系统的动态平衡非常重要，它既可以帮助人体止血，也不会使人体形成大量血栓。但是当这个平衡被破坏后，就容易形成静脉血栓。在血栓形成和溶解的过程中，会产生具有 D-D 交联结构的分子碎片（纤维蛋白降解产物），被称为 D-二聚体。它的正常值应该小于 0.5 mg/L，当 D-二聚体结果高于 0.5 mg/L 时，提示可能有血栓形成。但是这个指标并非特异性的指标，也就是说还有很多其他影响因素，例如手术、外伤、感染、心脑血管疾病、肿瘤等也会导致 D-二聚体的升高。所以，D-二聚体升高也并不一定是深静脉血栓形成。

17 上肢深静脉血栓需要进行介入治疗吗？

上肢深静脉血栓患者主要出现肿胀、疼痛、皮肤青紫和浅静脉曲张等症状，很少的患者会出现肺栓塞的症状。如果没有抗凝禁忌，进行抗凝治疗是最基础的治疗。由于上肢静脉系统侧支循环丰富，一般的肿痛症状很快会缓解。如果血栓累及范围较广，例如累及腋静脉、锁骨下静脉、头臂静脉这样的主干，血栓的脱落风险会比较高，可以选择溶栓或者介入治疗。

下肢深静脉血栓有必要进行介入治疗吗？

根据下肢深静脉血栓病情的严重程度采用不同的治疗方案。对于单独发生于小腿远端的血栓而言，其引起的症状比较轻微，而且肺栓塞的风险较低，这一类血栓可以选择保守治疗或者抗凝治疗。对发生于膝关节以上深静脉的血栓，特别是中央型血栓（髂-股静脉血栓）和全程血栓，引起的症状重，肺栓塞风险高，需要及时进行介入治疗。

下肢深静脉血栓何时进行介入治疗合适？

根据血栓形成的时间长短，对下肢深静脉血栓作如下分期：2 周以内的病程为急性期；2～4 周为亚急性期；4 周以上为慢性期。介入治疗主要包括预防血栓脱落、开通闭塞血管和溶解血栓几个方面，急性期或者亚急性期血栓脱落风险高，溶栓药物的溶解效果也更好。而对于慢性期的血栓，介入溶栓的效果往往不理想，容易出现血栓栓塞后遗症。因此，对于有介入治疗适应证的下肢深静脉血栓患者，应该尽早进行介入治疗。

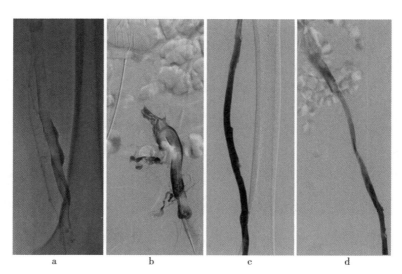

a　　　　　　　b　　　　　　　c　　　　　　　d

左下肢深静脉血栓治疗前后对比：a、b 为治疗前，c、d 为治疗后

下肢深静脉血栓介入治疗有哪些方法?

下肢深静脉血栓介入治疗属于腔内微创治疗,治疗效果好,风险低,患者恢复快。介入治疗的方法也很多,主要包括下腔静脉滤器置入、下肢静脉球囊扩张、静脉支架植入、机械血栓清除、静脉置管溶栓等。各类介入治疗方法可以联合使用,根据患者不同的血栓类型、是否合并髂静脉狭窄选择个体化的治疗手段。

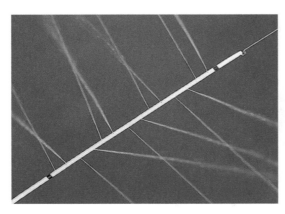
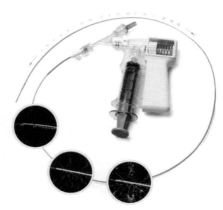

带有多侧孔的溶栓导管

溶栓药物是一类可以溶解血栓的药物，现在临床常用的溶栓药物主要有尿激酶、链激酶、重组组织型纤溶酶原激活剂等。溶栓药物能够快速溶解血栓，但同时也会带来出血的风险，大出血或者脑出血是可能危及生命的严重并发症。因此对于一些出血风险高或者有溶栓禁忌的患者，可以采用非溶栓的治疗方法。例如，单纯的滤器置入、滤器置入联合抗凝治疗、滤器置入联合机械血栓清除等方法可以排除溶栓导致的出血风险，但是血栓清除的效果会差一些。

下肢深静脉血栓介入治疗可以不用溶栓药物吗？

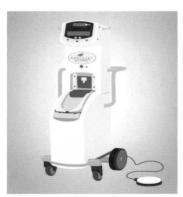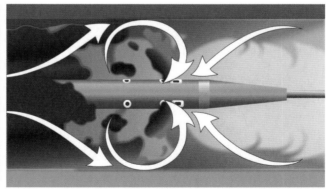

AngioJet 机械血栓清除装置

22

深静脉血栓抗凝治疗有风险吗?

抗凝药物主要包括皮下注射的低分子肝素和各类口服抗凝药物。虽然抗凝药物不能像溶栓药物那样溶解血栓,但是也存在出血的风险。肝素类抗凝药物可能会导致血小板降低,抗凝药物华法林容易受到食物和其他药物的影响,所以在使用抗凝药物前,需要检查患者的血常规、凝血常规和生化全套,评估患者的凝血功能、肝肾功能等。如果患者有凝血功能和肝肾功能重度障碍,出血风险会显著增加,需要慎重评估是否采用抗凝治疗或者减少抗凝药物剂量。

深静脉血栓溶栓治疗的风险有哪些?

　　患者使用溶栓药物会增加出血风险,包括皮下瘀斑、牙龈出血、咯血、大小便出血、脑出血等。轻微的出血症状不会有生命危险,患者可以自行好转或者在调整溶栓药物剂量后好转,严重的出血可能会引起失血性休克、脑疝、死亡等。高龄、近期做过大手术、凝血功能异常、严重高血压的患者出血风险较普通人群高,因此溶栓治疗前需要充分评估患者的整体病情。在深静脉溶栓过程中,可能会有部分血栓脱落进入肺动脉,如果没有滤器保护,会增加肺栓塞风险。此外,溶栓药物通过血液循环作用于全身,也存在动脉系统血栓脱落的风险,出现肢体栓塞、脑梗死、内脏梗死等情况。

口服抗凝药物后还会出现深静脉血栓吗？

深静脉血栓的抗凝治疗可以抵抗体内凝血因子，抑制血栓的形成，但是并不能直接溶解血栓，这是抗凝和溶栓的区别。所以即使患者接受了抗凝治疗，血栓也有可能继续蔓延，如果抗凝剂量不足或者治疗不规范，更会如此。所以接受抗凝治疗的患者，需要严格遵照医嘱进行服药，遗漏服药可能会增加血栓复发风险。对于口服华法林的患者，需要定期监测国际标准化比值（INR），根据 INR 的指标进行药物剂量的调整。

25 血栓形成后不及时医治
会有哪些后遗症？

患者如果出现了深静脉血栓而没有及时医治，会错过最佳的治疗时机。进入慢性期的血栓难以完全清除，并且遗留一系列症状，称之为"静脉血栓后综合征（PTS）"。这些症状是由于静脉壁和静脉瓣受损、静脉高压等引起的，主要表现为肢体的反复肿胀、疼痛、沉重感、皮肤色素沉着等。病情进展还可以造成间歇性跛行和难愈性皮肤溃疡，严重影响生活质量，甚至丧失劳动能力。

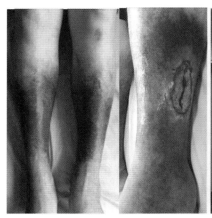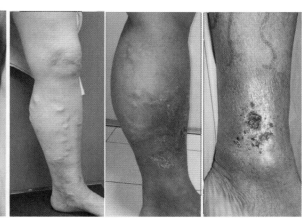

静脉血栓后综合征

怎样预防深静脉血栓形成？

哪些患者需要终身口服抗凝药物？

对于普通人群而言，预防深静脉血栓主要依赖健康的生活方式，例如戒烟限酒、保持健康体重、适当运动、避免久坐久站。在长途旅行时，需穿宽松的衣裤，多喝水，每隔 1 小时起身活动一次。对于具有血栓高危因素的人群，可以采用抬高下肢、穿着梯度压力袜、使用间歇性充气加压装置等物理预防方法，或者采用皮下注射低分子肝素、口服抗凝药物等药物预防方法。

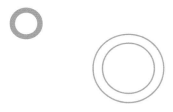

血栓形成高危因素（反复发生血栓的病史、风湿免疫病、恶性肿瘤、易栓症等）持续存在的患者需要终身口服抗凝药物。患某些心脏疾病如持续性心房颤动，以及行心脏机械瓣膜置换术后的患者也需要终身服用抗凝药物。需要注意的是，不同疾病口服的抗凝药物并不相同，患者应该根据医嘱正确服药。在抗凝期间也要密切关注自己有无出血表现，一旦出现明显出血倾向，需要及时就诊。

下肢深静脉血栓介入治疗后通常还需要抗凝治疗多长时间?

除了少数血栓高危患者需要长期甚至终身抗凝外，绝大多数的血栓患者需要至少 3 个月的抗凝治疗。根据指南推荐，有短期诱发因素（手术、外伤或长期卧床等）的深静脉血栓患者，在去除诱因后只需要 3 个月抗凝治疗。无明显诱因的深静脉血栓患者，特别是血栓复发的患者，如果出血风险较低，应该接受更长时间（>3 个月）的抗凝治疗。

怀孕后出现下肢深静脉血栓怎么办？

妊娠是血栓发生的危险因素之一，既存在血液高凝状态，也存在腹压增高导致的血流瘀滞。如果怀孕期间发生下肢深静脉血栓，需要根据血栓的严重程度决定是采取抗凝保守治疗还是介入手术治疗。如果血栓范围小，可以采用低分子肝素抗凝治疗，这类抗凝药物对胎儿是安全的。低分子肝素是美国食品和药品管理局（FDA）认证的妊娠期B类药物，不能通过胎盘，也不分泌于乳汁当中，既不会影响胎儿发育，也不增加胎儿出血风险，是妊娠期及哺乳期安全有效的抗凝药物。如果血栓范围大，患者可能需要接受介入治疗，但是介入治疗对胎儿存在潜在影响，有时候需要提前终止妊娠。

小腿深静脉血栓是指膝关节平面以下的胫前静脉、胫后静脉、腓静脉以及一些肌间静脉血栓，又称为"孤立性远端深静脉血栓"。它引起的症状比较轻微，往往进行保守治疗就可以，不需要接受介入治疗。如果存在血栓进展的危险因素，可以给予抗凝治疗，并定期随访复查。

小腿深静脉血栓需要介入治疗吗？

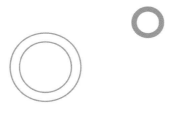

发生于小腿肌肉间静脉丛的血栓称为"肌间静脉血栓"，是超声检查所能发现的轻微的深静脉血栓类型。肌间静脉血栓症状轻微，可以随访观察或者采取抗凝治疗。但是患者也要警惕肌间静脉血栓蔓延至腘静脉，甚至股浅静脉的可能。发现肌间静脉血栓后，患者应引起重视，及时至介入科或介入血管外科就诊。

什么是小腿肌间静脉血栓？

小腿深静脉血栓会引致肺栓塞吗?

小腿深静脉血栓如果处于急性期或者亚急性期,是有可能脱落引致肺栓塞的,但是总体发生率较低。因为小腿的深静脉管腔较细小,形成的栓子也较小,栓塞的部分多为肺动脉的小分支,引起的症状会比较轻微。但是小腿深静脉血栓患者也应该予以密切随访或者抗凝治疗,否则有可能进展蔓延,那么肺栓塞的风险就会增大。

吃抗凝药物出血了怎么办?

患者不论服用哪种类型的抗凝药物,都有出血的风险。若有轻微的出血(例如皮肤淤青、牙龈出血等),患者不必太紧张,可以自行好转。如果患者出现持续大量的出血,例如咯血、呕血、黑便等情况,需要暂停抗凝治疗并及时就诊,医生会根据病情调整抗凝方案,甚至采取必要的止血治疗。现在新型口服抗凝药物口服方便,药效稳定,不需要定期监测凝血指标,只要按照医嘱规律服药,出血发生率还是很低的。

八、下肢静脉曲张

1

什么是下肢
静脉曲张?

下肢静脉曲张是下肢的浅静脉由于静脉壁薄弱，瓣膜功能不良以及静脉内压力增高所导致的血管形态扭曲、扩张的一种疾病，左下肢较为多见，双下肢可先后发病。

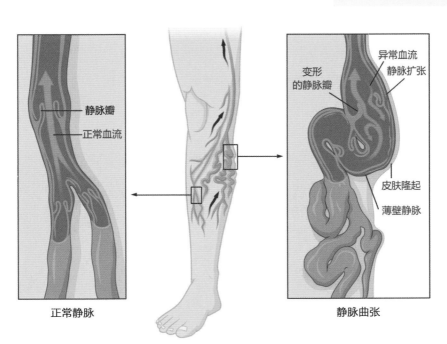

正常静脉

静脉瓣
正常血流

异常血流
静脉扩张

变形
的静脉瓣

皮肤隆起

薄壁静脉

静脉曲张

正常静脉与静脉曲张

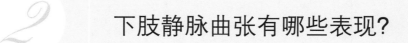

下肢静脉曲张有哪些表现?

下肢静脉迂曲扩张，隆起呈蚯蚓、团块状，早期可能仅有外观上的改变，晚期则会出现各种症状，如小腿酸胀、水肿，皮肤变黑，色素沉着，慢性湿疹瘙痒，曲张静脉破裂出血，甚至出现下肢溃疡经久不愈（俗称"老烂腿"）。合并有血栓性浅静脉炎时，局部会出现红、肿、热、痛症状，皮下可触及索条状硬结，压痛明显。

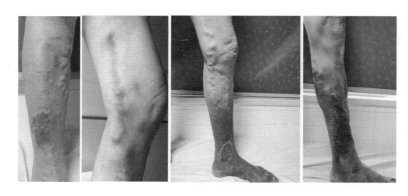

下肢静脉曲张

为什么会出现下肢静脉曲张？

下肢静脉曲张形成的主要原因包括静脉高压、静脉壁薄弱和静脉瓣结构与功能不良。下肢静脉的血液回流主要靠心脏"泵"的吸引和小腿肌肉的挤压，静脉瓣就像"单向阀门"一样，起到防止血液反流的作用。然而，当"单向阀门"出现问题时，就会导致血液逆流，从而引起下肢静脉曲张。其中，静脉壁薄弱和静脉瓣膜结构与功能不良为先天因素。后天因素如长期从事重体力劳动、久站、久坐、妊娠、长期便秘、慢性咳嗽、肥胖等，都会造成静脉高压，加重病情。

哪些人群容易得下肢静脉曲张？

第一类，久站的人群，比如教师、商店售货员、理发师、外科医生、护士等。第二类，久坐的人群，比如 IT 从业者、编辑、设计师等。第三类，体型高大或肥胖的人群，由于体型高大或肥胖，重力增加，影响下肢静脉血液回流。第四类，从事重体力劳动的人群，重体力劳动可造成下肢静脉压力增高。第五类，有遗传家族史的人群，家族发病的聚集现象表明下肢静脉曲张与遗传有关。双亲有下肢静脉曲张病史的，后代发病率可高达 90%；单亲有下肢静脉曲张病史的，后代发病率为25%；而无家族史的，后代发病率仅 20%。

怎么诊断下肢静脉曲张？

　　下肢静脉曲张多出现在小腿，曲张的静脉像蚯蚓一样弯弯曲曲的，这是多数人可以自己观察到的。静脉曲张是表象，造成静脉曲张的疾病非常多，需要找医生就诊，然后进行鉴别诊断。

下肢静脉曲张有哪些危害？

　　下肢静脉曲张可发生色素沉着甚至皮下脂质硬化和溃疡，以及血栓性浅静脉炎。部分下肢静脉曲张患者在遭受外力碰撞等因素时，会发生曲张静脉破裂出血。由于出血速度较快，严重者可导致休克或组织坏死。由于静脉曲张受到年龄、性别以及工作性质的影响，存在高危因素或者有过既往病史的人群应该及时就诊，及早干预，避免病情逐渐加重。

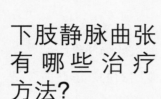

下肢静脉曲张有哪些治疗方法?

下肢静脉曲张的治疗方法包括加压治疗、药物治疗、微创治疗及外科手术治疗。静脉活性药物对早期静脉曲张有一定的作用，对比较晚期的患者也有辅助治疗的作用，可减轻静脉压力，缓解静脉内皮细胞的损伤。微创治疗主要包括激光治疗和射频消融治疗。微创治疗与传统的外科手术相比，对患者而言具有创伤小、疼痛轻、手术时间短、恢复快、无瘢痕、美观、近期治疗效果满意等优势。在临床实践中，应根据患者的具体情况，采用手术、微创、硬化或联合治疗等方法，达到更理想的治疗效果，降低复发率及减少并发症的发生。

下肢静脉曲张介入治疗方法有哪些?

下肢静脉曲张的介入治疗属于微创治疗，主要包括硬化治疗、激光治疗和射频消融治疗。

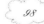

什么是下肢静脉曲张激光治疗？

下肢静脉曲张激光治疗的原理是利用激光损毁大隐静脉内膜，加压包扎使静脉粘连而闭塞，从而消除反流。激光治疗适用于早期轻、中度下肢静脉曲张患者，其优点是在局部麻醉下进行，治疗后即可下地活动，住院时间短，创伤小，并发症少，疼痛轻，治疗后无瘢痕、美观，手术时间短，可保持正常活动，术后早期疗效满意。

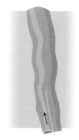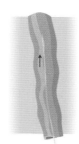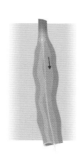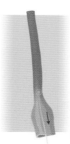

a

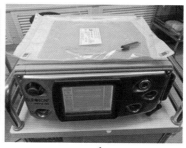

b

静脉曲张的激光治疗：a 为血管闭合过程示意图；b 为激光治疗设备

什么是下肢静脉曲张硬化治疗？

硬化治疗是一种将硬化剂注入曲张静脉，使之发生无菌性炎症继而纤维性闭塞的方法。硬化剂分为液体硬化剂、泡沫硬化剂两种类型。治疗的目标是将曲张的静脉转化为纤维条索，消除静脉曲张，改善病理性血流动力状态，缓解静脉高压，同时达到美容的效果。

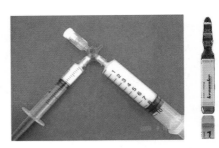

泡沫硬化剂的制备

什么是下肢静脉曲张射频消融治疗?

射频消融治疗通过热损伤使血管内膜损伤,加压包扎使静脉粘连而闭塞,从而消除血液反流。

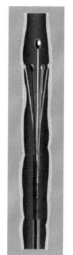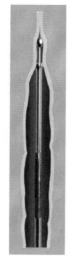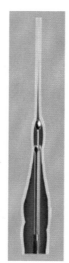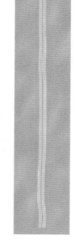

下肢静脉曲张射频消融

下肢静脉曲张都需要做手术吗？

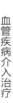
如果患者是症状较轻的小腿静脉曲张，可以不做手术，建议平时穿医用弹力袜治疗，促进下肢静脉血液回流；如果症状较为严重，建议患者及时选择手术治疗，以免病情加重。

为什么下肢静脉曲张治疗有时候需要放支架？

髂静脉压迫不仅造成静脉回流障碍和下肢静脉高压，也成为引起下肢静脉曲张的主要原因之一。一般来说，如果患者的髂静脉出现了狭窄或闭塞，这时候就要放置静脉支架。通过放置静脉支架能够改善患者的静脉血流，对于患者的病情改善及预防复发是非常有帮助的。因此，患有下肢静脉曲张并且出现静脉狭窄的患者可以采用此种方法来进行辅助治疗。

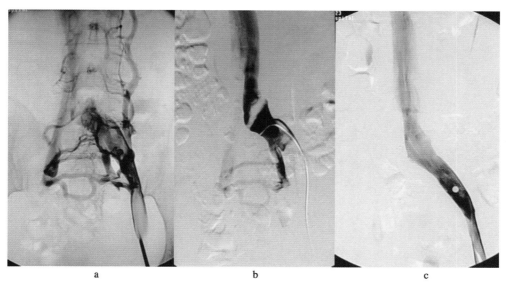

左髂静脉狭窄支架置入术：a. 术前造影提示左髂静脉受压狭窄，侧支血管形成；b. 术中探查明确狭窄部位及受压程度；c. 球囊扩张及支架置入后，狭窄部位恢复通畅，侧支血管消失

八、下肢静脉曲张

14

下肢静脉曲张
介入治疗术后
可能会出现哪
些并发症?

下肢静脉曲张的介
入手术治疗属于微创治
疗,并发症相对比较罕见,
包括静脉血栓栓塞、过敏
反应、皮肤坏死、色素沉
着、血栓性浅静脉炎、皮
肤血疱、水疱、片状坏死
和溃疡等,具体与选择的
手术方式相关。

15 如何预防下肢静脉曲张？

改变生活习惯是预防下肢静脉曲张的主要措施，比如避免久站、久坐，锻炼小腿肌肉，休息时抬高下肢等。

（1）避免久站、久坐。久站、久坐会导致静脉血液在下肢长期停留，静脉压力升高，使静脉进一步扩张，加重静脉曲张。因此，每隔一段时间活动下肢，促进血液回流，可起预防的作用。（2）锻炼小腿肌肉。小腿肌肉的活动会促进下肢静脉血液回流，起肌肉泵的作用。锻炼方式包括蹬自行车、慢跑、登山、游泳，以促进下肢静脉血液循环，降低下肢静脉压力。（3）休息时抬高下肢，可促进血液回流。但对于合并有慢性下肢动脉缺血的患者，不建议采取此方式。（4）避免增加腹压，如避免从事重度体力活动，避免穿过紧的衣裤，积极治疗慢性便秘等。

16

下肢静脉曲张复发了还能手术治疗吗?

下肢静脉曲张复发了仍可以手术处理。对于复发症状相对轻的患者,可以选择泡沫硬化治疗。如果患者复发的症状严重,可以选择单纯手术切除或者联合泡沫硬化治疗。

17 下肢静脉曲张患者为什么需要穿医用弹力袜?

患者下肢出现静脉曲张后，穿医用弹力袜不仅可以改善下肢酸胀不适等症状，而且可以延缓病情进展。医用弹力袜的主要原理是压力从下部至上部呈梯度递减，在穿着时，帮助下肢静脉血液回流。根据压力值，医用弹力袜可分为三个等级，三级压力的医用弹力袜用得较少，病情较轻的患者一般选择一级压力的医用弹力袜即可，疾病进展者可以选用二级压力的医用弹力袜。

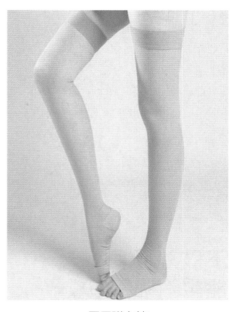

医用弹力袜

下肢静脉曲张手术后就不需要穿医用弹力袜了吗？

无论哪种手术方式都仅仅是去除了曲张的浅静脉，但是，对于发病的内因尚不能有效根除，而且在日常生活、工作中，也不能完全避免久站、久坐。医用弹力袜不仅可以防止目前正常的静脉以后发生曲张，而且对于手术过后巩固治疗疗效也有非常重要的作用。因此，术后穿医用弹力袜对于预防静脉曲张很有必要。

下肢静脉曲张能根治吗？

从引起下肢静脉曲张的主要病因来讲，下肢静脉曲张一般不能根治，无论哪种治疗方式均只能缓解相关症状，如下肢酸胀感明显改善或消失，皮肤瘙痒、湿疹消失，经久不愈的溃疡愈合等。

一般不建议下肢静脉曲张患者用热水泡脚。温度的升高会引起血管扩张，动脉血流加快，静脉回流血量增加，使静脉进一步扩张，导致患者下肢酸胀症状更加明显，这也是很多静脉曲张患者夏季症状重而冬季症状轻的原因。

得了下肢静脉曲张能泡脚吗？

患者术后要穿医用弹力袜，建议穿着时间最少1个月，3～6个月的穿着时间更合适，要根据病情的恢复程度来判断具体穿着时间；患者做完手术1个月之内不要做剧烈运动，最好1个月之后再进行健身、跑步等运动，早期活动过多会导致恢复过程中出现腿部胀痛，开刀的患者或者局部有切口的患者会出现局部出血、血肿等情况。术后1个月内最容易出这些问题，在此期间一定要避免负重，避免过多行走，避免久坐、久站。

下肢静脉曲张介入治疗术后要注意哪些问题？

八、下肢静脉曲张

下肢静脉曲张为什么要做静脉造影?

下肢静脉造影是下肢静脉疾病诊断、评估的"金标准",它可以帮助医生了解引起静脉曲张的原因,协助诊断及鉴别诊断,评估分析病情严重程度,并据此制定合理的治疗方案。尤其是对于合并有髂静脉狭窄或闭塞的患者,可以通过造影检查明确诊断。

下肢静脉曲张只要不痛不痒就不需要治疗吗?

下肢出现静脉曲张后,它是不可逆的,一旦发病,倘若不加以干涉,病情会愈发严重。下肢静脉曲张经久不治,任由其发展,除了影响腿部的美观,最终会产生恶性循环——下肢静脉压力升高产生静脉曲张,静脉曲张使下肢血液回流不畅,反过来又加重静脉高压。这个恶性循环最终引起皮肤营养障碍,产生瘙痒、湿疹,甚至经久不愈的慢性皮肤溃疡,俗称"老烂腿"。同时,若下肢静脉曲张出现并发症后再进行手术治疗,术后出现并发症的风险也明显增加。

出现下肢静脉曲张后能健身吗？

对于轻度下肢静脉曲张患者，在穿医用弹力袜的情况下，可以进行正常的健身活动。对于中、重度下肢静脉曲张患者，在穿医用弹力袜的情况下，可进行短时间健身活动，不建议长时间剧烈运动，否则会增加静脉内的压力，加重病情。尤其是在不穿医用弹力袜的情况下，会出现运动量越大，静脉曲张的症状越重的情况。

下肢静脉曲张合并皮肤溃疡能治好吗？

下肢静脉曲张合并的皮肤溃疡好发于小腿中下段，俗称"老烂腿"。下肢静脉高压是引起溃疡不愈合的主要原因，大多数溃疡在下肢静脉曲张手术后均能完全愈合，但也有少数患者会复发，对于复发的皮肤溃疡，需要通过辅助检查明确溃疡下方有无穿通静脉反流引起的静脉高压，对穿通静脉进行闭塞处理后，溃疡也能完全愈合。

九、上腔静脉综合征

1 什么是上腔静脉综合征?

上腔静脉综合征（superior vena cava syndrome，SVCS）是由多种原因引起的上腔静脉及其主要分支狭窄或完全闭塞，导致上腔静脉系统血液回流障碍、侧支循环形成，产生头颈部及上肢水肿为主要临床表现的一组综合征。病情进一步发展可导致缺氧和颅内压增高，需要紧急处理以缓解症状。

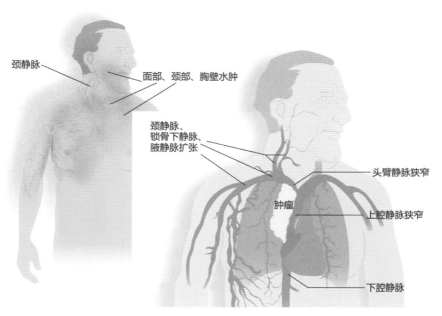

颈静脉

面部、颈部、胸壁水肿

颈静脉、锁骨下静脉、腋静脉扩张

头臂静脉狭窄

肿瘤

上腔静脉狭窄

下腔静脉

上腔静脉综合征（肺部肿瘤压迫上腔静脉所致）

引起上腔静脉综合征的原因有哪些？

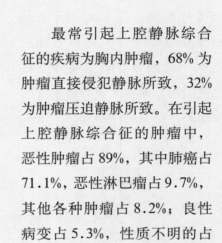

最常引起上腔静脉综合征的疾病为胸内肿瘤，68%为肿瘤直接侵犯静脉所致，32%为肿瘤压迫静脉所致。在引起上腔静脉综合征的肿瘤中，恶性肿瘤占89%，其中肺癌占71.1%，恶性淋巴瘤占9.7%，其他各种肿瘤占8.2%；良性病变占5.3%，性质不明的占5.7%。

上腔静脉综合征有哪些表现？

上腔静脉综合征患者会出现急性或亚急性呼吸困难、上肢及面颈胸部肿胀、胸壁静脉曲张等临床表现；若是由肿瘤引起，当肿瘤压迫周围器官和神经时，患者可出现咳嗽、呼吸困难、进食不畅、声音嘶哑及霍纳综合征（眼睑下垂、瞳孔缩小、面部无汗、眼球内陷）等表现；严重时患者还可能发生颅内压增高，出现恶心、喷射性呕吐等症状。

4

上腔静脉综合征可以进行介入治疗吗？

上腔静脉综合征的传统治疗方法包括一般处理、放射治疗、化学治疗及手术治疗等。介入治疗通常采用支架置入，与放化疗和外科手术治疗相比，上腔静脉狭窄处支架置入可获得迅速可靠的治疗效果，对患者而言具有创伤小、易耐受、恢复快、并发症少等优点。但并非所有患者都适合且有条件行介入治疗，对于上腔静脉阻塞较为严重的患者，有时并不能获得满意的效果。

十、血栓性浅静脉炎

什么是血栓性浅静脉炎？

血栓性浅静脉炎是指位于人体体表可见的静脉发生血栓性炎症，表现为沿浅静脉走行部位发生红、肿、热、痛，有条索状物或硬结节，触痛明显，是临床上常见疾病。血栓可以引起炎症，炎症也可以引起血栓，两者互为因果。

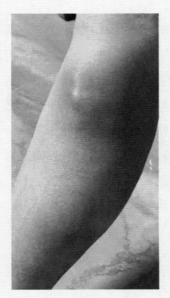

血栓性浅静脉炎

引起血栓性浅静脉炎的原因有哪些?

　　血栓性浅静脉炎可以由不同的原因造成。临床上可分为3类：（1）由化学药物刺激引起的浅静脉炎。静脉内注射各种刺激性溶液，在受注射的浅静脉内膜上，造成化学性刺激，导致较为广泛的损伤，迅速发生血栓，继而出现明显的炎性反应。（2）导管作持续性输液，常使静脉壁遭受直接损伤，导致血栓形成，并迅速出现炎症反应，常见于大面积烧伤、严重创伤及大手术等危重患者。（3）下肢静脉曲张时，无论是大隐静脉还是小隐静脉的属支，由于静脉血瘀滞，足靴区皮肤常因营养性变化，承受慢性感染，可使曲张的静脉受缺氧和炎症性损害，导致血栓性浅静脉炎。

血栓性浅静脉炎有哪些特点？

　　血栓性浅静脉炎是临床上的多发病和常见病。男女均可发病，以青壮年多见。血栓性浅静脉炎可以发生于身体的各个部位，通常多发于四肢，其次是胸腹壁，少数呈游走性发作。其临床特点：沿浅静脉走行突然发生红肿、灼热、疼痛或压痛，出现条索状物或硬结；急性期后，条索状物变硬，局部皮肤色素沉着。

血栓性浅静脉炎有哪些表现？

　　血栓性浅静脉炎病变静脉区呈红肿条索状，有明显疼痛和压痛感，局部皮温升高。急性炎症消散后，条索状物硬度增加，皮肤留有色素沉着，一般无全身症状。反复发作者称游走性血栓性浅静脉炎，以小腿和足部浅静脉炎为多见，发生于大腿和上肢者较少见。临床上往往表现为在肢体或躯干浅静脉附近的一个区域内，骤然出现多数散在红色结节，有疼痛和触痛并与周围有炎症的皮肤粘在一起，病变外形呈线状，一般较短，偶尔有病变的静脉段可长达 30 cm 左右，病变静脉触之是一条坚硬索状物。患者长期患病后，遗留的色素沉着和索状物可布满全身。

怎么治疗血栓性浅静脉炎?

一般治疗:(1)以预防为主,病后及手术后应尽早进行肢体活动。(2)长期静脉输液应定期更换注射静脉。(3)已发生血栓性浅静脉炎患者需卧床,抬高患肢30°至疼痛及水肿消失。

药物治疗:(1)局限性浅静脉炎一般不需要抗凝治疗,广泛或进行性浅静脉炎及深静脉血栓应给予抗凝治疗。(2)疼痛严重者可给予止痛剂治疗。(3)有炎症者可给予抗生素治疗,化脓性血栓性浅静脉炎应给予大量有效的抗生素治疗。(4)中药治疗。

局部治疗:(1)可给予局部热敷、热疗等治疗。(2)慢性静脉瘀滞引起水肿者可穿着医用弹力袜。

手术治疗:有残留结节条状物而时常疼痛者,可予以手术切除。

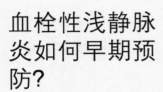

血栓性浅静脉炎如何早期预防？

适当保暖：寒冷会使血管收缩，血流量更加减少，症状愈加严重。

防止创伤，及时治疗：创伤不仅加重血管损伤和痉挛，而且使已处于缺血状态的肢体抗感染力下降，造成伤口不易愈合。一旦发生外伤或足部霉菌感染应及时治疗。

患肢锻炼：功能锻炼不仅可以防止肌肉萎缩，而且可以使肢体的血流量增加，促使血管侧支开放，保持肢体活动能力。

降低血液黏稠度：可多饮水，并可在医生指导下服用小剂量阿司匹林。

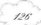

十一、导管相关性血栓

什么是导管相关性血栓?

导管相关性血栓（CRT）是指导管外壁或导管内壁形成血凝块，包括上肢深静脉血栓（UEDVT）、下肢深静脉血栓（LEDVT），是中心静脉导管及外周静脉导管的常见并发症之一。

2 引起导管相关性血栓的原因有哪些?

目前主要包括与导管相关因素、与患者相关因素、与操作和治疗相关因素、与药物相关因素等几个方面。

与导管相关因素：导管管径是最重要的危险因素。使用大管径、多腔导管会导致更高的血栓发生率。导管的材质、规格也是影响导管相关性血栓的因素。

与患者相关因素：手术、恶性肿瘤、长期卧床等。

与操作和治疗相关因素：置管环节反复穿刺、退送导管会加重内膜损伤，增加血栓发生风险。置管血管选择不恰当，药物及输液速度选择不恰当，冲管、封管操作不规范等都是重要因素。

与药物相关因素：使用抗血管生成类制剂、促红细胞生成素等。

导管相关性血栓
有哪些表现？

多数情况下，血栓的发生没有任何症状，临床上仅有 1% ~ 5% 的患者伴有明显的症状和体征，类似于深静脉血栓形成所致的肢体水肿及肺栓塞等症状和体征。

4

导管相关性血栓怎么治疗?

导管相关性血栓的治疗主要基于深静脉血栓、肺血栓栓塞治疗。在目前的各种指南中,均不推荐常规拔除已经发生血栓的导管。对于具有导管使用需求的患者,可以在积极实施抗凝治疗的基础上继续保留并正常使用导管。对于存在抗凝绝对禁忌证的血栓患者和发生急性近端下肢导管相关血栓的患者,可以考虑使用下腔静脉滤器。

5

如何处理无症状血栓?

没有确切的临床证据支持无症状血栓需要治疗。基于现有研究,建议对无症状血栓仅予以观察随访。

出现导管相关性血栓需要拔除导管吗？

目前所有的指南均不推荐常规拔除导管。目前公认的拔管指征：治疗已不需要该导管；导管功能已丧失；导管位置异常；合并导管相关性血流感染。但当患者存在抗凝禁忌证或在规范抗凝治疗下症状仍持续进展，则需要考虑拔管。临床实际工作中是否拔管，还需要评估治疗对导管的依赖程度，以及重新建立静脉通路的可行性。对于导管高度依赖且建立新静脉通路困难的患者，需要权衡保留导管的价值和血栓带来的其他潜在风险，可在密切观察随访下保留导管。

7

导管相关性血栓
抗凝治疗需要多久？

　　目前对于导管相关性血栓的抗凝治疗时长缺乏高级别的直接证据，多参考下肢深静脉血栓的治疗经验。多个指南建议在保留导管期间一直使用抗凝治疗，延续至拔除导管后 3 个月。在临床实践中，多数患者对抗凝治疗有较好的反应。对于血栓已经完全消融，且无其他持续存在的高危因素，静脉血栓栓塞症风险分级已下降至低危级别的患者，是否必须将抗凝治疗延长至拔管后 3 个月，还需要进一步研究明确。

十二、血管畸形

人体的很多血管都可以出现畸形，包括毛细血管畸形、静脉畸形和动静脉畸形等，统称血管畸形。绝大部分血管畸形在皮肤表面能看到，它没有特定的形状，但是到一定时期可能形成包块。同时，不同的血管畸形还有各自不同的特点。对于静脉畸形，其会根据体位的改变（如低头等动作）而涨大；对于动静脉畸形，会有皮肤发热、搏动的症状。

1

什么是血管畸形？

血管畸形根据血管类型不同、长的部位不同，危险程度也不同。有的血管畸形对人的危害很大，比如面部的动静脉畸形有可能会引发严重的出血；咽喉部的静脉畸形会造成憋气、打鼾，使患者不能正常睡眠；肢体的静脉畸形可能出现持续的疼痛和关节畸形，进而使患者无法正常走路。

2

血管畸形有什么危害？

十二、血管畸形

血管畸形有哪些治疗方法？

不同类型的血管畸形，治疗方式可以完全不一样。微静脉畸形（又叫葡萄酒色斑）首选激光治疗或光动力学治疗。静脉畸形的主要治疗方法是栓塞硬化。药物经病灶表面或周围皮肤注射入病灶的血管或血窦内，通过不同的机制损伤或破坏血管最内层的一层细胞——血管内皮细胞。损伤后的血管就会形成血栓，并且逐渐转化为纤维组织，血管结构会完全闭塞，不再通血，并且萎缩塌陷，体积缩小。

动静脉畸形的主要治疗方式是介入栓塞和根治性手术。药物治疗，如口服雷帕霉素，对严重的血管畸形或淋巴管畸形部分有效，但需医生严格掌握服药指征。

血管畸形表现多种多样，根据病变发生的位置及范围不同，临床症状也不同。另外，虽然血管畸形治疗方法多种多样，但是往往多种手段结合，分期多次干预才能取得良好的治疗效果。

血管畸形可以采用介入治疗吗?

介入治疗是目前大多数血管畸形的主要治疗方法,静脉畸形、动静脉畸形可通过局部硬化剂注射和栓塞等介入治疗得到良好的治疗效果。